RECHERCHES

SUR LES TUMEURS

DITES

CANCÉREUSES PRIMITIVES

DES MUSCLES DE LA VIE DE RELATION,

PAR

LÉON VIGNES,

Docteur en Médecine de la Faculté de Paris.

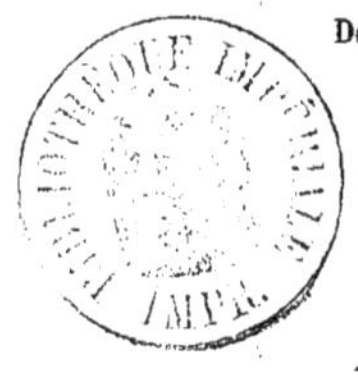

PARIS.

RIGNOUX, IMPRIMEUR DE LA FACULTÉ DE MÉDECINE,
rue Monsieur-le-Prince, 31.

1862

RECHERCHES

SUR LES TUMEURS

DITES

CANCÉREUSES PRIMITIVES

DES MUSCLES DE LA VIE DE RELATION.

PREMIÈRE PARTIE.

En choisissant pour sujet de nos recherches quelques points peu explorés d'une affection qui a donné lieu à tant de travaux, à de si grandes discussions, les difficultés que nous avions à surmonter n'étaient certes pas ce qu'il y avait de plus difficile à prévoir. Du reste, elles ont tenu à notre égard tout ce qu'elles promettaient, et si les observations que nous soumettons à la Faculté doivent être frappées de stérilité, qu'il nous soit tenu compte moins encore de la difficulté de l'entreprise que de la douleur que nous cause l'impuissance de notre art à l'égard d'une affection si redoutable.

Une espérance nous pénètre cependant au début de ce travail, c'est que toute lueur, même vacillante, qui sera répandue sur un point quelconque de cette affection, sera toujours un progrès vers sa connaissance complète, et par conséquent vers son traitement rationnel. Son traitement rationnel! Doit-on encore se bercer de cette espérance avec les données actuelles de la science, et peut-on croire à autre chose qu'un spécifique? Qu'importe! qu'il nous soit révélé ce spécifique, et il trouvera dans les travaux scientifiques qui l'auront précédé autant d'éclaireurs qui, facilitant sa marche débutante, le préserveront des entraves qui retardèrent l'adoption définitive du quinquina, du cowpox et de l'ergot de seigle.

Animé de cette conviction, nous avons cherché à réunir quelques matériaux épars pour tracer quelques points de cette affection, qui nous a paru présenter quelques lacunes.

Les muscles de la vie de relation peuvent-ils être le siége d'un épanchement cancéreux ?

Aux yeux de beaucoup de pathologistes, ces organes avaient paru jouir d'une immunité dont ils ne sont pas doués par le fait. Les quelques observations rares, il est vrai, que nous avons pu réunir, suffiront, je l'espère, pour démontrer que ce genre de muscle peut être le siége d'une invasion cancéreuse, aussi bien primitivement que consécutivement.

Avant d'aller plus loin, nous essayerons de définir les termes d'affection primitive et d'affection secondaire ou consécutive, appliqués au genre de lésion dont nous retraçons l'histoire.

Nous entendrons, par cancer primitif d'un muscle, toute tumeur cancéreuse ayant pris naissance dans le muscle même, quelles que soient d'ailleurs les circonstances qui ont accompagné son développement.

Au contraire, par cancer secondaire ou consécutif d'un muscle, on entend une tumeur de nature cancéreuse, qui vient envahir, modifier ou détruire un muscle où elle n'a pas pris naissance. Cet envahissement secondaire ne rentrant pas dans le cadre de nos investigations, nous nous occuperons seulement du cancer primitif, de celui qui prend naissance dans un muscle de la vie de relation.

Dans le cancer primitif, tel que nous venons de le définir, nous proposerons deux classes, basées sur les résultats cliniques, et non sur la nature de la tumeur :

1° Le cancer primitif unique, c'est-à-dire ce genre de tumeur très-rare qui se développe dans un muscle et n'a pas sa pareille dans le reste de l'économie ;

2° Le cancer primitif généralisé, c'est-à-dire plusieurs tumeurs ou une série de tumeurs qui se développent presque en même temps sur plusieurs points et dans divers tissus de l'économie.

En recherchant dans les ouvrages les observations qui ont trait à notre sujet, nous voyons d'abord qu'il faut arriver en 1828 pour trouver une première description, et c'est à notre illustre maître, M. le professeur Cruveilhier, qu'on doit les trois premières observations détaillées de tumeurs cancéreuses généralisées.

Dans son grand ouvrage d'anatomie pathologique, M. le professeur Cruveilhier rapporte, dans sa 19ᵉ livraison, une première observation d'un homme de 46 ans. Cancer mélanique à la paume et à la partie dorsale de la main ; traitement par les caustiques. Récidive. Amputation de la main ; guérison de la plaie. Apparition d'une multitude de tumeurs du même genre. Mort dans le marasme. Tumeurs mélaniques dans le poumon, le cœur et l'estomac.

Deuxième observation. Cancer généralisé sur une femme de 40 ans.

Troisième observation. Cancer généralisé sur une femme de 45 ans.

En 1844, lors de l'apparition du tome Iᵉʳ de la Pathologie de M. le professeur Nélaton, cette question avait été à peine ébauchée. Si ce savant professeur n'y avait encore réfléchi, du moins il a fait preuve de ce génie intuitif dont il devait donner tant de preuves dans sa thèse de concours pour le professorat.

«Le cancer encéphaloïde, dit M. Nélaton, peut se développer primitivement dans presque tous les organes et les tissus. Laënnec l'a rencontré enkysté dans le médiastin, le foie, le poumon. Les tumeurs non enkystées ont été trouvées presque partout ; mais c'est surtout dans le tissu cellulaire lâche et abondant des membres et des grandes cavités, aux bras, à la cuisse, au cou, dans les médiastins, dans la région prévertébrale, rénale et pelvienne, qu'on le rencontre le plus souvent.»

En 1846, Vidal (de Cassis) s'exprime ainsi : « Le cancer le plus fréquent des muscles est par extension. C'est, par exemple, le cancer des mamelles, qui envahit le grand pectoral. Quand le cancer naît dans le muscle même, c'est ordinairement par masses, qui d'abord n'altèrent en rien la fibre musculaire ; ce n'est qu'à une période plus avancée que le tissu propre du muscle est cancéreux. » Il arrive au contraire quelquefois, et M. Cruveilhier l'a observé à tous les muscles du bras, que la matière encéphaloïde pénètre la fibre musculaire elle-même. On voit alors les faisceaux de ces organes composés de matière cancéreuse, tandis que les gaînes restent intactes.

En 1850, sur une femme qui mourut en présentant des cancers multiples, M. Broca trouva, dans les muscles des deux cuisses, un très-grand nombre de tumeurs globuleuses, petites, blanches, qui étaient autant de petits cancers (Société anatomique).

En 1851, M. Lebert ne parle pas du cancer des muscles dans son *Traité des maladies cancéreuses ;* il donne seulement une statistique de 9,118 cancers, parmi lesquels il cite 10 cancers de la cuisse, 9 de la jambe, 6 du bras et 3 de l'avant-bras.

Nous trouvons ensuite plusieurs observations de cancer généralisé dans les *Bulletins de la Société anatomique.*

En 1853, Vidal rapporte l'observation d'un homme qui meurt d'un cancer de l'estomac, et chez qui on trouva les deux psoas complétement infiltrés de matière cancéreuse.

Nous trouvons encore plusieurs observations prises dans le service de M. Gueneau de Mussy, et présentées par M. Second-Féréol, interne du service. Nous rapportons plus loin une de ces observations très-complètes, qui nous paraît être le type de l'affection cancéreuse généralisée.

M. Lebert nous rapporte, dans son grand ouvrage d'anatomie pathologique, deux observations de cancer généralisé.

La première (obs. 115) est un cas d'encéphaloïde généralisé, aux intestins seulement, sur une femme de 40 ans.

La seconde (obs. 129) est un cas de squirrhe généralisé dans le sein et le bras. C'est le seul exemple de squirrhes multiples que nous ayons trouvé pour le tissu musculaire. Du reste l'histoire de cette femme est assez intéressante pour en rapporter quelques passages.

La malade a succombé le 7 octobre 1847, environ trois ans et trois mois après le début de la maladie. L'autopsie montre les deux seins occupés par du squirrhe; dans cette région, on trouve d'anciennes cicatrices de sangsues qui se sont transformées en tubercules cancéreux. Des masses squirrheuses s'étendent du côté droit jusqu'au tiers supérieur du bras. Les muscles, ainsi que les points où ils s'insèrent à l'humérus, renferment tellement de tissu squirrheux, que le tissu musculaire a en partie disparu. Le biceps, ainsi que les muscles postérieurs du bras, sont parsemés de tubercules cancéreux dont le volume varie entre celui d'un petit pois et celui d'une olive; ils sont très-durs et montrent, sur une coupe fraîche, un tissu d'un blanc mat homogène. Le microscope montre cependant que les fibres musculaires, quoique altérées et dégénérées, sont encore en partie conservées.

Ces deux observations offrent cela de particulier, qu'elles nous présentent deux cas de cancer généralisé dans une région du corps seulement. Il est regrettable de n'avoir pu réunir tous les antécédents de ces malades, et les circonstances qui ont accompagné le développement de ces tumeurs.

Nous retrouvons encore quelques cas de cancer généralisé décrits dans les mémoires de diverses sociétés, mais ces observations ne sont pas assez complètes pour pouvoir étudier la marche de cette maladie.

Un cas que nous avons eu l'occasion d'observer et que nous avons pu compléter depuis est le plus apte, je crois, à nous faire assister aux différentes phases de cette affection.

Observation d'un cancer généralisé d'emblée dans les muscles, dans le cœur, etc.

Hélène C....., âgée de 40 ans, entre à l'hôpital de la Pitié, dans le service de M. Gueneau de Mussy, le 20 mai 1858. Elle dit avoir été toujours d'une bonne santé et d'une constitution robuste. Son père est mort d'un asthme à 76 ans ; sa mère est parvenue à un âge très-avancé, et est encore aujourd'hui remarquablement forte et bien portante ; deux frères sont morts, l'un en bas âge, l'autre d'accident ; un frère et une sœur, qui survivent, sont en parfaite santé.

Dans son enfance, elle eut au cou quelques glandes non suppurées, et, dans le cuir chevelu, des gourmes assez abondantes qui durèrent jusqu'à 13 ou 14 ans. Pas d'autre maladie grave qu'une petite vérole qui fut suivie d'une ophthalmie assez prolongée, mais parfaitement guérie. Elle fut réglée à 12 ans, sans malaise notable, et, depuis, la menstruation a toujours été facile, régulière, assez abondante ; jamais d'écoulement leucorrhéique. Mariée à un homme qui est mort phthisique, ainsi que ses deux frères, elle a fait deux fausses couches, qui n'ont été suivies d'aucun accident, et a eu deux enfants, morts tous deux, l'un de la petite vérole, à 9 ans, l'autre scrofuleux et phthisique, à 20 ans. Il y a huit ans qu'elle est veuve.

Elle n'a jamais fait aucune maladie ; sa vie était régulière, mais pénible, et vouée à un travail qui devait soutenir elle et sa mère ; elle habite une boutique sombre et humide au rez-de-chaussée. Depuis huit à neuf ans, elle a souvent éprouvé des indispositions qu'elle attribuait à des fatigues, à des veilles, mais qui ne l'ont jamais forcée à prendre le lit : c'étaient des courbatures, des douleurs dans les membres. Souvent le membre inférieur droit était gonflé, le soir surtout ; mais cela ne l'empêchait pas de marcher, et, le lendemain, il n'y paraissait plus. Du reste, jamais de rhumes opiniâtres, jamais d'hémoptysies, de maux de gorge, ni de douleur au niveau des homoplates.

Depuis sept à huit mois, les règles ont diminué d'abondance, il n'y a pas de leucorrhée.

Environ deux mois avant son entrée à l'hôpital, elle sentit quelques douleurs sourdes avec des picotements et des élancements intermittents dans le flanc droit et aux environs de l'aine: les douleurs s'irradiaient parfois dans le membre inférieur et jusque dans l'épaule et le bras du même côté : il lui arrivait parfois de boiter légèrement. Le membre inférieur du côté droit avait un volume un peu plus considérable que celui du côté gauche, et il était plus faible, plus facilement fatigué. Puis sans frisson initial, sans fièvre, sans point de côté, elle commença à tousser, et, pendant trois semaines, elle cracha du sang, tantôt d'un beau rouge et presque pur, tantôt noir et altéré, mais toujours fort mélangé de matière muqueuse; le sang venait par bouchées à la suite d'un peu de toux, provoquée par un picotement à la gorge, accompagné de chaleur. La malade évalue à deux ou trois verres la quantité de sang qu'elle expectore ainsi en trois semaines ; elle avait des sueurs nocturnes, maigrissait à vue d'œil ; son appétit disparaissait, mais il n'y avait ni diarrhée ni constipation.

Des flueurs blanches, rares d'abord, puis bientôt plus abondantes, se montraient en même temps. Depuis quinze jours, l'hémoptysie est arrêtée; mais la malade a dû prendre le lit, par suite de l'état de faiblesse croissante où elle se trouvait à son entrée à l'hôpital. On constate l'état suivant :

Amaigrissement général assez marqué, pas de teinte cachectique, peau assez blanche et rosée, coloration violacée par plaques sur les pommettes, ongles hippocratiques ; œil gris, cheveux noirs assez abondants. La peau est chaude et moite, la bouche sèche et pâteuse, la langue naturelle, un peu hérissée ; petite toux sèche assez fréquente, sans expectoration, sans point de côté. Le pouls marque 90 ; il est assez fort.

La percussion est normale du côté gauche et l'auscultation ne révèle qu'une respiration puérile. A droite, il y a une matité complète à la base, en arrière, avec absence de tout bruit respiratoire ; souffle bronchique intense et égophonie marquée au milieu de la fosse sous-épineuse. Dans la fosse sus-épineuse, expiration bronchique mélangée de quelques râles humides. En avant, du même côté, matité et absence du bruit respiratoire à la base ; sonorité diminuée sous la clavicule, avec expiration soufflante marquée et quelques râles humides et peu nombreux.

L'attention est détournée de l'abdomen et du membre inférieur droit, dont la malade ne se plaint nullement, du reste ; et, en présence des symptômes thoraciques, on se croit autorisé à diagnostiquer une pleurésie tuberculeuse. — Large vésicatoire ; huile de foie de morue.

Mais, quelques jours après, la malade attire l'attention sur sa jambe, qui, dit-elle, a beaucoup augmenté de volume depuis son entrée à l'hôpital ; et l'on constate, en effet, que le membre inférieur du côté droit est le siége d'un œdème assez considérable et assez dur ; la peau est tendue et un peu violette par places ; il y a de la douleur à la pression tout le long du trajet des vaisseaux fémoraux, et principalement au pli de l'aine, où l'on sent quelques ganglions volumineux et durs. Dans la direction de ces vaisseaux, on sent profondément comme une corde tendue.

C'est alors seulement qu'en insistant près de la malade on apprend les particularités que j'ai notées, dans ses antécédents sur les gonflements, passagers d'abord puis persistants, dont le membre est le siége depuis huit à neuf ans. En même temps, on constate que l'abdomen est volumineux, tendu et légèrement ballonné ; les anses intestinales s'y dessinent et forment, principalement dans la moitié gauche, des bosselures parfaitement visibles, qui sont le siége d'une sonorité tympanique dans certains endroits, hydro-aériques dans d'autres, et qui, à la pression, font entendre, sur certains points, un gargouillement localisé petit et fin. La moitié droite de l'abdo-

men, au contraire, forme une saillie moins accidentée, plus uniforme, qui, à la percussion, donne une matité complète et une
fluctuation obscure sans frémissement hydatique. Cette tuméfaction
considérable remonte depuis le pli de l'aine jusqu'aux fausses côtes,
en sorte que la matité qui lui appartient se continue, du moins en
dehors, avec celle qui appartient au foie. La tumeur a une forme
générale globuleuse; elle est immobile, indolente, ainsi que tout
l'abdomen du reste.

Par le toucher vaginal, on sent un col utérin petit, régulier et sain,
faisant une saillie normale dans le vagin, dont les culs-de-sac paraissent parfaitement libres. L'utérus ne peut être senti par l'abdomen; mais on imprime au col et à tout l'organe des mouvements qui
paraissent très-faciles dans tous les sens, même dans l'élévation; en
sorte que le petit bassin paraît complétement libre.

L'état général de la malade est le même, le niveau pleurétique s'est
élevé, et le son devient de plus en plus obscur sous la clavicule
droite.

Après le second examen, on pensa que le péritoine était, comme la
plèvre, le siége d'un travail de tuberculisation latente, et qu'un
épanchement séreux limité par des adhérences s'était formé dans le
côté droit de l'abdomen et avait refoulé la masse des intestins dans
le flanc et l'hypochondre gauche. Ce qui paraissait d'ailleurs militer
en faveur de cette interprétation, c'est que, par suite de sa phlébite,
la malade restait constamment couchée, ou du moins inclinée sur le
côté droit, le membre inférieur demi-fléchi reposant sur sa face ex-
terne. On pensa donc que le liquide péritonéal avait dû s'accumuler
dans la partie déclive de l'abdomen, où d'ailleurs l'amène l'inser-
tion oblique du mésentère, et que les intestins, en vertu de leur
légèreté spécifique, avaient dû gagner le flanc et l'hypochondre gauche, qui se trouvaient dans cette position les points culminants de
l'abdomen.

Mais de nouveaux symptômes nous furent révélés, qui firent chan-
ger les opinions que je viens d'émettre. Le 27 mai, la malade, qui

se plaignait toujours de douleurs vagues dans tout le corps et principalement dans les membres, nous fit voir plusieurs tumeurs dont
elle ne s'était aperçue elle-même, disait-elle, que la veille au soir.
L'une de ces tumeurs, située à la partie inférieure du biceps droit,
semblait être du volume d'une grosse amande; elle est évidemment
située dans le corps du muscle avec lequel elle se meut; elle fait
faire à la peau une saillie que je ne saurais mieux comparer qu'à la
contraction fibrillaire facilement obtenue dans certaines pyrexies par
une excitation partielle ; la peau est entièrement saine, et sans adhérences avec la tumeur, dont la consistance est ferme et non dé-
pourvue de toute élasticité. Des tumeurs en tout semblables sont situées dans le biceps et le brachial antérieur du côté gauche, dans
les muscles des régions palmaires; d'autres plus petites, du volume
d'un noyau de cerise ou d'une noisette, sont disséminées dans les
muscles de la paroi abdominale, et, soit qu'elles fussent plus petites,
soit qu'on les eût pris pour quelques inégalités des anses intestinales,
elles avaient jusqu'ici échappé à notre examen. Ces tumeurs, au toucher, paraissent inégales et bosselées; elles sont indolentes ou à peu
près même à la pression, et la malade ne saurait dire à quelle époque
elles ont commencé à paraître.

En présence d'une généralisation aussi marquée, M. Gueneau de
Mussy, s'appuyant d'ailleurs sur la rareté du développement de la
matière tuberculeuse au milieu des muscles, pensa que la malade
était affectée d'une diathèse cancéreuse, diagnostic que l'autopsie
vérifia bientôt.

Les jours suivants, l'œdème du membre inférieur devient un peu
moins considérable et moins douloureux sous l'influence de frictions
d'onguent mercuriel belladoné. La malade conserve une coloration
rosée, très-éloignée de la teinte paille des cancéreux; les pommettes
restent toujours marbrées d'un rouge violacé; la toux est sèche, petite; il y a cependant rejet de quelques crachats grisâtres, mélangés
de stries sanguines assez abondantes; la dyspnée se prononce de plus
en plus. Il est impossible d'ausculter la malade en arrière, à cause

des douleurs qu'elle éprouve dans le membre inférieur droit lorsqu'elle essaye de s'asseoir. En avant, le côté droit du thorax donne du haut en bas une matité absolue, avec absence complète de tout murmure vésiculaire et de tout râle ; on entend seulement sous la clavicule un souffle amphorique des mieux caractérisés. La voix est également amphorique et donne un retentissement éclatant. Ce côté de la poitrine est immobile ; les espaces intercostaux sont moins déprimés qu'à gauche. A gauche, les mouvements d'ampliation sont très-grands, la sonorité est excellente, la respiration puérile, sans mélange de râle. Il y a un peu de diarrhée. — Nouveau vésicatoire ; opiacés en lavements et en potions ; on retranche l'huile de foie de morue.

Le 9 juin. Les tumeurs musculaires augmentent très-légèrement de volume, et restent indolentes ; faiblesse générale ; amaigrissement considérable, sans teinte cachectique ; douleurs arthralgiques vagues. La malade a perdu hier un peu de sang par le vagin ; l'écoulement est arrêté ce matin. La dernière époque menstruelle a eu lieu normalement le 15 mai.

Le 15 juin. L'état fébrile devient marqué ; le pouls s'élève à 116, il est petit et dur ; la respiration à 44 ; fuliginosités dentaires et buccales, pas de frissons, chaleur développée. Depuis quatre jours, la malade est couverte de sudamina ; l'intelligence est entière, mais la mémoire est affaiblie ; un peu de diarrhée ; état nauséeux sans vomissements ; langue sèche, rouge et hérissée.

Le 17. Vomissements bilieux, abondants et répétés ; diarrhée brunâtre assez fréquente ; pas de frissons ; quelques douleurs à la pression sur la tumeur abdominale. La malade s'éteint le 20 juin au matin.

Autopsie. — Toutes les tumeurs reconnues pendant la vie sont bien situées dans l'épaisseur des muscles ; la fibre musculaire est subitement interrompue par une masse d'un blanc jaunâtre un peu rosé, d'aspect encéphaloïde, dont la courbe forme un plan convexe

et s'humecte d'un suc assez abondant. Outre celles qu'on avait reconnues dans les deux biceps, les muscles de la région antérieure de
l'avant-bras droit, les muscles de la paroi abdominale, on en trouve
encore dans les deux psoas, l'iliaque, la masse des adducteurs de la
cuisse du côté droit, et enfin on en trouve aussi un grand nombre
dans l'épaisseur des fibres musculaires du cœur. Ces tumeurs ne sont
pas enkystées; toutes ont présenté, à l'examen microscopique de
M. Robin, des cellules cancéreuses types.

La veine fémorale est oblitérée dans tout son trajet par un caillot
rougeâtre, plein, résistant, assez adhérent à la tunique interne, qui
est d'un rouge vineux uniforme, mais pouvant être facilement sé-
paré sans déchirure; toutes les tuniques sont épaisses et infiltrées
d'un liquide séreux, gluant et épais. Le caillot se prolonge dans les
veines secondaires; en bas, il n'a pas été suivi; en haut, il remontait
dans la veine iliaque et s'étendait même à 2 ou 3 centimètres dans
la veine cave inférieure, où il se terminait par une extrémité libre
et formant un cône assez obtus. A ce niveau, la veine rencontrait les
tumeurs abdominales dont il sera question plus bas, et qui avaient
évidemment exercé sur elle une forte compression.

Aucune trace de péritonite; les anses intestinales, sans aucune
adhérence entre elles, sont refoulées dans la moitié gauche de l'abdomen par deux grosses tumeurs enkystées qui occupent l'hypochondre et le flanc droit, en soulevant au-devant d'elles, et les reje-
tant en haut vers la ligne médiane, le cæcum avec l'appendice ver-
miculaire et l'intestin grêle.

Ces deux kystes, superposés verticalement, sont parfaitement in-
dépendants de tous les organes abdominaux et paraissent avoir pris
naissance dans le tissu cellulaire de la fosse iliaque droite, au devant
du muscle iliaque qui renferme une petite tumeur cancéreuse sans
aucune communication avec les kystes. Ceux-ci sont formés d'une
paroi épaisse, fibreuse, assez lisse, et régulière au dehors. Le supérieur, du volume d'une tête de fœtus, a une coloration noirâtre; la
paroi est amincie sur plusieurs points, au travers desquels on voit

faire|hernie une sorte de membrane interne, d'un tissu celluleux plus lâche et plus mince, extrêmement tendue par la pression d'un liquide intérieur, et qui se rompt pendant la dissection. Par les ruptures, s'écoule un liquide d'un brun rougeâtre, sale, comme sirupeux, et offrant l'apparence d'un liquide hématique. L'intérieur de ce kyste est tapissé d'une membrane lisse et unie, d'une coloration noire bleuâtre, inégalement foncée par places, et comme marbrée ; pas de tumeur solide ni de concrétion calcaire.

Le kyste inférieur a une enveloppe très-solide qui atteint 2 millimètres d'épaisseur et paraît du double plus épaisse que celle du précédent ; cette enveloppe est blanche et nacrée à l'extérieur ; incisée, elle donne issue à un liquide d'un rouge jaunâtre sale, moins foncé que le précédent, et où nagent des flocons épais d'une sorte de gelée muqueuse jaunâtre, gluante. La paroi interne de ce kyste offre une organisation beaucoup plus complexe que celle du premier. On y remarque d'abord une vingtaine de tumeurs sessiles du volume d'une noisette, d'une petite noix au plus, mollasses, fongueuses, et paraissant au premier abord n'être que des amas de cette matière colloïde qui nageait dans le liquide. Mais cette matière colloïde ne forme qu'une couche superficielle qu'on enlève aisément, et au-dessous on trouve des tumeurs plus solides d'où elles semblent sortir. Ces tumeurs sont constituées par un amas de petits kystes très-inégaux, les uns gros comme des têtes d'épingles, les autres comme des noyaux de cerises. Ces petits kystes semblent adhérer les uns aux autres par une trame cellulo-fibreuse et forment comme un chou-fleur sessile ou une tumeur d'aspect framboisé. Les plus gros de ces kystes sont rompus, et de la rupture qui figure une espèce de dépression cupuliforme, s'échappe de la matière colloïde qui est suspendue comme le serait la glaire utérine à l'orifice du museau de tanche. Un des petits kystes, détaché avec soin et porté sous le microscope à un épaississement de 40 diamètres, a présenté une coque fibro-celluleuse très-épaisse, sur un point de laquelle arrivait un vaisseau sanguin très-apparent. A un grossissement de 300 diamètres,

M. Robin a reconnu dans la matière colloïde des globules de mucus
en très-grande quantité, sans aucune apparence de cellules ni de
noyau de cancer. Dans l'intervalle de ces productions fongueuses,
la membrane interne du kyste a l'aspect lisse d'une séreuse, d'une
coloration en général blanchâtre, mais marbrée çà et là de taches
ardoisées ; elle est, en outre, incrustée sur une foule de points d'une
sorte de gravier fin, jaunâtre, très-dur, et solidement engagé dans
l'épaisseur de la membrane ; ces incrustations sont disséminées suivant des lignes irrégulières et sur des espaces toujours très-limités,
sans former de couches continues.

Le gros intestin n'a présenté aucune altération notable, mais l'intestin grêle, à 30 centimètres de distance environ de sa terminaison
au cæcum et sur un point où son mésentère contractait avec la paroi
du kyste inférieur une adhérence intime, porte une petite tumeur
encéphaloïde grosse comme une fève, arrondie, déprimée en cupule
à son centre, analogue de forme avec certains cancers du foie, et
faisant saillie dans l'intérieur de l'intestin, dont la muqueuse a disparu en ce point.

Le foie a des dimensions normales et ne renferme pas de tumeurs ;
son tissu est mou, d'un brun pâle, un peu gris, uniforme, sans dis-
tension des deux substances. La vésicule renferme une bile jaunâtre.

La rate est saine ainsi que le pancréas. Le rein gauche présente
un petit noyau encéphaloïde dans la substance corticale, dont la substance est généralement ramollie ; le rein droit est volumineux ;
l'uretère a le calibre d'une plume d'oie, et ses membranes sont rou-
ges et faciles à déchirer. Le calice a les dimensions d'une grosse
noix d'acajou, et les bassinets admettent l'extrémité du petit doigt ;
leur muqueuse est tomenteuse, veloutée, épaissie, ramollie et de
teinte jaunâtre ; le liquide contenu a l'aspect d'un muco-pus assez
épais ; on y constate une assez grande quantité de petits graviers
jaunâtres, durs et friables, très-analogues à ceux qui incrustaient la
paroi interne du kyste abdominal inférieur. Nous avons, en outre,
trouvé sur la table à autopsie, sans pouvoir dire s'il vient de ce kyste,

du rein ou de l'uretère, un calcul irrégulier, allongé, mesurant 3 centimètres de longueur sur $0^m,006$ à $0^m,008$ de largeur et paraissant constitué par une agglomération assez friable de ces mêmes calculs. La substance corticale de ce rein renferme deux noyaux cancéreux de consistance assez ferme et du volume d'un pois. La capsule surrénale de ce côté renferme un noyau cancéreux gros comme une fève, situé dans la substance médullaire, et entouré de tissu parfaitement sain. L'utérus et ses annexes n'offrent aucune lésion.

Thorax. La plèvre du côté droit renferme 1500 à 1600 grammes d'un liquide séreux brunâtre qui refoule le poumon dans la gouttière vertébrale; mais ce poumon reste adhérent au diaphragme en bas, à la cage thoracique en haut, par deux languettes de l'épaisseur de deux doigts. La plèvre pariétale a une épaisseur énorme qui, en certains points, atteint jusqu'à 8 millimètres; elle semble généralement infiltrée d'une matière solide, épaisse, inégale, raboteuse, ayant en certains points une consistance cartilagineuse, et dont la coloration est très-variée : ici elle est blanchâtre; plus loin, d'un noir ardoisé; ailleurs, d'un rouge violacé uniforme et comme ecchymotique; là, d'un rouge-cerise disposé en arborisations vasculaires. MM. Ball et Second-Féréol, les internes du service, examinent au microscope des fragments de cette plèvre et y distinguent des cellules et des noyaux cancéreux en très-grand nombre, mélangés à des éléments fibreux et fibro-plastiques.

La plèvre vésicale est épaissie, mais beaucoup moins; elle a l'aspect du tissu fibreux blanchâtre, très-résistant et comme nacré, qui enveloppe le poumon et envoie des prolongements à l'intérieur. Le tissu de l'organe est dur, compacte; le poumon est réduit à moitié de son volume. Son lobe antérieur est hépatisé en arrière; le supérieur présente une infiltration de matière grisâtre, assez dure et friable, disséminée çà et là (pneumonie chronique), et dans quelques points, de petites cavernes à loger des lentilles ou de très-petits pois, les unes vides et tapissées d'une muqueuse, les autres pleines d'une matière noire assez solide, les autres contenant une

matière crétacée, friable et humide. M. Robin a examiné ces altérations pulmonaires sans y trouver aucun élément cancéreux ni tu-
berculeux. La plèvre gauche ne renferme pas de liquide; les cloi-
sons celluleuses qui séparent les lobules sont épaissies par une infiltration plastique grisâtre qui les fait saillir au-dessus du niveau du
tissu pulmonaire. Le péricarde contient 100 grammes de sérosité
brunâtre; le tissu musculaire du cœur présente un noyau cancéreux
de consistance ferme, du volume d'un gros noyau de cerise, situé à
la partie moyenne et latérale du ventricule gauche, à la surface duquel il affleure. On distingue en outre çà et là, sous le péricarde
viscéral, plusieurs points blanchâtres gros comme des têtes d'épingles, et qui paraissent être de petits noyaux analogues au début de
leur évolution.

Le cerveau est sain ainsi que ses membranes. La colonne vertébrale ne renferme aucune production cancéreuse.

Telle est l'histoire bien remarquable de cette malade. Les pièces
pathologiques ont été présentées à la Société anatomique par M. Second-Féréol, l'interne du service, et j'ai puisé les détails qui man-
quaient à mon observation dans les commémoratifs qui furent alors
fournis à la Société.

Il est fort étrange, fait remarquer M. Féréol, de voir une généralisation de cancer aussi prononcée, sans qu'on puisse trouver quel
a été le point de départ de la maladie. Il est digne de remarque, en
effet, que toutes les tumeurs cancéreuses des muscles des reins, de
l'intestin, paraissent à peu près contemporaines; la lésion cancéreuse de la plèvre elle-même ne semble pas d'un âge antérieur aux
autres : chronologiquement les kystes du bassin ont dû précéder
de fort loin les manifestations cancéreuses; les symptômes en font
foi aussi bien que l'anatomie pathologique; et c'est à ces tumeurs
qu'il faut rapporter les vieilles douleurs ressenties par la malade dans
tout le côté droit du corps, aussi bien que les œdèmes passagers
dont le membre inférieur de ce côté était le siége depuis dix ans.

Or les tumeurs, dont la nature, la cause, le siége précis même, restent d'ailleurs fort obscurs, n'ont aucun des caractères du cancer ;
leur marche lente, l'absence dé symptômes généraux, de tendance
à l'envahissement, les en distinguent même, en l'absence de toute
étude anatomique ; et il paraîtra impossible, dans l'état actuel de
la science, d'en faire l'origine de la diathèse cancéreuse et de voir
là autre chose qu'une coïncidence bizarre.

DEUXIÈME PARTIE.

CANCER PRIMITIF UNIQUE DES MUSCLES DE RELATION.

Ici nos documents deviennent rares : des recherches minutieuses ont élevé au nombre de cinq les observations de cancer musculaire unique qui ont été publiées ; plus un cas dont je dois les renseignements à l'obligeance de M. Dubreuil, interne à l'Hôtel-Dieu, et à celle de mon excellent ami, M. le Dr Pian, prosecteur à Clamart.

Sur les cinq premiers cas, deux ont été observés chez M. Demarquay, et ont été publiés dans un excellent mémoire sur les tumeurs cancéreuses, par M. le Dr Parmentier ; une observation du même genre est encore publiée dans ce mémoire : l'auteur la doit à l'obligeance de M. le professeur Gosselin.

Une quatrième se trouve consignée dans le traité *des Tumeurs* de Waren ; nous extrairons la cinquième du *Compendium de chirurgie.*

Nous allons les rapporter dans leur ordre chronologique et telles qu'elles sont consignées, malgré notre regret d'en voir quelques-unes dont la brièveté peut prêter à la controverse.

Parmi les nombreuses observations de tumeurs consignées par Waren, nous trouvons un seul cas qui ne laisse pas de doute sur le point où l'affection a débuté.

Pendant l'automne de 1835, une jeune femme, habitant Weymouth, vint consulter Waren, pour une tumeur située à la partie antérieure de la cuisse, et ayant à peu près le volume d'un œuf de poule ; cette tumeur avait débuté cinq ou six mois auparavant, sans qu'on pût savoir la cause du mal. Lorsque le muscle était relâché, la tumeur était parfaitement mobile latéralement ; mais elle devenait tout à fait immobile dès que le muscle se contractait.

Le muscle droit antérieur ayant été mis à nu au-dessous de la partie moyenne de la cuisse, Waren sépara les fibres charnues et trouva une tumeur dans l'épaisseur du muscle, d'où il l'extirpa.

L'examen de cette tumeur montra que c'était une mélanose constituée par une substance musculaire noire et indurée ; au centre, se trouvait une coque osseuse d'un pouce de diamètre, contenant un liquide noirâtre et enveloppé d'une croûte noire.

Dans le *Compendium de chirurgie*, A. Bérard rapporte une observation autrement claire encore, et qui, je crois, ne peut prêter à aucune objection.

Une jeune fille de 12 à 13 ans, ayant fait une chute d'un lieu élevé, ressentit une douleur assez vive dans la partie antérieure de l'aisselle. Quelques mois après, sa mère s'aperçut qu'il y avait en cet endroit une tumeur dure, du volume d'une noisette. A. Bérard vit, à cette époque, la jeune personne, et reconnut dans l'épaisseur du grand pectoral, près de son bord axillaire, un engorgement d'une dureté pierreuse, dans lequel des douleurs lancinantes se faisaient sentir de temps en temps. Malgré les résolutifs sous toutes les formes, la douleur fit des progrès ; elle s'étendit vers la clavicule; sa consistance diminuait à mesure qu'elle augmentait de volume. La malade fut soumise à l'examen de plusieurs des professeurs de la Faculté, Marjolin, Sanson, Blandin, MM. Velpeau et Jules Cloquet : tous pensèrent qu'il convenait de recourir à l'ablation de la tumeur. L'opération fut exécutée par M. J. Cloquet, avec tout le talent qu'on lui connaît. Pendant la dissection de la tumeur, il fut évident que le mal avait son siége exclusif dans le tissu même du grand pectoral. L'inspection de la partie enlevée fit reconnaître la dégénérescence encéphaloïde à divers degrés de ramollissement. La récidive eut lieu avant la cicatrisation de la plaie, et la jeune fille succomba au bout de quelques mois. Sa grand'mère et son grand-oncle étaient morts tous deux d'affection cancéreuse.

Tumeur fibro-plastique du grand pectoral.

Il entra le 17 août 1852, à l'Hôtel-Dieu, dans le service de Roux, suppléé alors par M. le professeur Gosselin, un jeune homme de 23 ans qui s'était aperçu, six mois avant son entrée, qu'il avait dans l'aisselle une tumeur qui s'est accrue peu à peu et rapidement, jusqu'à acquérir le volume d'une grosse tête de fœtus. Elle est arrondie et s'arrête en dehors contre le relief deltoïdien ; en dedans, à 10 centimètres de la ligne médiane du tronc ; en haut, à deux travers de doigt au-dessous de la clavicule, laissant la région sous-claviculaire parfaitement nette. Cette tumeur repousse fortement le muscle grand pectoral en avant, et fait surtout saillie dans le creux de l'aisselle, où elle présente une bosselure considérable. La peau qui la recouvre est normale, sauf dans les points qui font saillie inférieurement dans le creux de l'aisselle, où elle est un peu bleuâtre, et où il y a comme plusieurs points excoriés ; mais on peut penser que c'est l'emploi de pommades irritantes qui a donné lieu à ce résultat.

La tumeur s'est développée sans douleur ; il n'y a que de la gêne dans les mouvements du bras et un sentiment de pesanteur, pas d'engorgement ganglionnaire dans les environs. Au moyen de la palpation, l'on sent que la portion qui fait saillie dans le creux de l'aisselle présente quelques bosselures indurées.

La tumeur prise avec la main présente une certaine mobilité sur les parties profondes, ce qui donne lieu de croire que profondément elle n'a pas d'adhérences bien solides et particulièrement qu'elle ne tient pas aux os.

Quand, après avoir éloigné le bras du tronc, on dit au malade de le rapprocher, tandis que le chirurgien cherche à le retenir, la contraction du muscle grand pectoral diminue un peu la saillie de la tumeur en avant, et on sent la contraction des fibres musculaires qui la brident en ce sens, ce qui donne lieu de croire que la tumeur s'est développée en arrière, ou du moins dans l'épaisser du muscle.

Une ponction est faite avec un trois-quarts explorateur plongé à travers la portion de la tumeur qui fait saillie dans le creux de l'aisselle. Tant que le trois-quarts reste plongé profondément, il ne sort rien ; mais en le retirant peu à peu, à mesure que l'extrémité de la canule se rapproche des parties superficielles, il s'écoule une sérosité citrine, sanguinolente, à peu près la valeur d'un quart ou d'un tiers de verre. Après avoir retiré la canule, on sent alors manifestement des bosselures indurées ou flasques dans cette portion de la tumeur.

Deux incisions elliptiques très-allongées, dirigées suivant le sens vertical et partant de la partie supérieure de la tumeur jusqu'à sa partie inférieure, circonscrivent un lambeau de peau. En disséquant les deux lèvres de l'incision, on voit bientôt à nu les fibres du grand pectoral, et c'est au milieu de ces fibres distendues qu'on trouve une tumeur dont la dissection donne lieu, à plusieurs reprises, à la sortie d'une assez grande quantité de liquide, tantôt séreux, citrin, le plus souvent sanguinolent. Ce liquide sortait manifestement des kystes divers qui constituaient une partie de la tumeur.

La dissection de la tumeur, qui était assez bien limitée, du moins en plusieurs points, et qui remplissait le creux de l'aisselle, a été facile ; cependant on n'a pas pu l'énucléer avec la main ; presque tout le muscle grand pectoral a été enlevé avec la tumeur ; il est toutefois resté une partie du tendon avec quelques fibres musculaires.

Le malade n'a pas perdu beaucoup de sang, quoiqu'on ait eu à faire six ou sept ligatures, mais en général sur des artères de peu d'importance.

L'examen de la tumeur a démontré l'existence de plusieurs kystes dont le contenu s'était écoulé en partie pendant l'opération, et d'une matière solide d'une couleur grisâtre, présentant peu de fermeté, se réduisant en grumeaux sous la pression du doigt.

Au microscope, on n'a trouvé que des éléments fibro-plastiques.

Un mois après l'opération, la plaie était complétement cicatrisée, et le malade pouvait faire mouvoir son bras comme si le muscle grand pectoral n'avait pas été intéressé.

Ce malade est revenu voir M. le professeur Gosselin le 1ᵉʳ juin 1854 ; il avait une nouvelle tumeur développée dans et sous la cicatrice, et paraissant de même nature que la première.

La France médicale de 1860 contient l'observation suivante :

X....., 70 ans, fit, il y a six ans, un faux pas, à la suite duquel il ressentit une douleur assez vive dans la cuisse droite. Quelques mois après, il sentit, vers le milieu de la partie antérieure du membre, une petite grosseur roulant sous le doigt et faisant une saillie à peine sensible à la vue. Indolente dans le commencement, elle s'accrut peu à peu et devint le siége d'élancements assez fréquents. En même temps que la tumeur s'accroissait, le malade éprouva des douleurs gastralgiques, de l'inappétence, un amaigrissement progressif, une faiblesse générale, teinte jaune-paille de la face.

Dans les six derniers mois, la tumeur s'accrut d'un tiers et il vint à Paris.

État actuel, 3 mai 1860. A la partie moyenne et antérieure de la cuisse droite, il y a une tumeur de la grosseur du poing, mobile dans les mouvements d'extension et de flexion, et lorsque la jambe est étendue sur la cuisse, pas de bosselures, consistance inégale. Dans les deux tiers supérieurs, existe une dureté assez prononcée, en bas, une mollesse comme lipomateuse et de la fluctuation vers la partie interne.

L'artère crurale bat tout le long du bord interne de la tumeur, qui ne lui adhère pas. Mais, si l'on fléchit la jambe et que l'on engage le malade à l'étendre pendant qu'on cherche à s'y opposer, la tumeur devient immobile, elle est comme bridée par les fibres du muscle droit antérieur, et il est impossible de lui communiquer quelque mouvement de latéralité tant que le muscle se contracte. La marche est notablement gênée, et le frottement du pantalon très-sensible ; le foie, l'estomac et les intestins, ne présentent rien d'appréciable.

Opération le 8 mai. M. Demarquay fait, à la partie antérieure de la tumeur, une incision verticale, longue de 16 centimètres, puis il dissèque les téguments de chaque côté. On reconnaît que la tumeur est peu adhérente aux tissus profonds ; l'opérateur la sépare aisément en la soulevant par son bord interne et en s'éloignant de plus en plus de l'artère crurale. Un coup de bistouri pénétrant dans la masse, à l'extrémité inférieure, fait jaillir un flot de sérosité citrine que renfermait un kyste dont la fluctuation avait été reconnue pendant l'opération. Le tendon du droit antérieur est coupé pour permettre de relever la tumeur avec laquelle il fait corps. La dissection s'achève par l'excision des fibres charnues du même muscle, qui s'étalent et se perdent avec les couches superficielles de la tumeur.

Les tumeurs se composent de deux parties : l'une composée de deux ou trois lobes durs, fermes, d'un blanc jaunâtre pour les uns, d'un blanc laiteux pour les autres, constituant les quatre cinquièmes de la tumeur ; l'autre cinquième est formé d'une matière gris rosé qui ressemble, pour l'aspect et la consistance, au parenchyme des ganglions lymphatiques. En aucun point la tumeur ne présente du suc proprement dit, suintant à la pression. On obtient seulement des lambeaux par le raclage, plus facilement sur la partie rosée, qui est plus molle que sur le reste de la masse, qui est dense.

Cette tumeur est partout très-vasculaire ; de nouveaux capillaires microscopiques pénètrent toute la masse morbide. A l'œil nu, on voit des arborisations vasculaires très-fines, apparaissant dans les sections opérées dans le tissu morbide.

Cette tumeur, quoique d'aspect dissemblable dans diverses parties, a présenté partout les mêmes éléments à l'examen de Ch. Dufour :

1.° Une trame de fibrilles du tissu connectif plus abondantes et plus serrées dans les parties blanchâtres.

2° Une quantité innombrable de granulations moléculaires, brillantes, animées du mouvement brownien. Ces granulations, déjà abondantes dans la partie blanc jaunâtre, se montrent avec une abondance extrême dans les parties blanc de lait. C'est à leur présence qu'est due cette coloration spéciale. Ces granulations font défaut dans les parties rosées de la tumeur, ou du moins y sont assez rares pour ne pas mériter une mention spéciale.

3° Quelques très-rares cellules fusiformes, fibro-plastiques, surtout dans les parties denses et blanchâtres. Quelques-unes de ces cellules, placées bout à bout par leur extrémité effilée, semblent être disposées en fibres variqueuses par la présence du renflement de chaque corps fusiforme au niveau de son noyau. *

4° Enfin, et ce qui caractérise la nature de la tumeur, d'énormes cellules et d'énormes noyaux ronds ou elliptiques ; quelques-uns de ceux-ci libres. Ces cellules, de formes les plus variées, se rapprochent cependant, pour la plupart, de la forme irrégulièrement triangulaire. Ces cellules constituent à elles seules la plus grande partie de la masse morbide, soit rosée, soit blanc jaunâtre, et doivent être rapportées au cancer ; plusieurs d'entre elles ont deux ou trois noyaux.

Depuis qu'elle a été enlevée, cette tumeur a récidivé quatre fois à la même place. Ce malade est encore revenu dernièrement à la Maison de santé pour prier M. Demarquay de lui enlever une tumeur grosse comme une noix, qui s'était développée à la partie supérieure de la cicatrice. M. le Dr Luys, qui a bien voulu en faire l'examen, a remis la note suivante à M. Demarquay :

Cette tumeur offre un aspect irrégulier ; il existe des ramollissements partiels qui deviennent des excavations remplies de matière hématique en voie de transformation.

Son tissu est mou, presque pulpeux ; sa coloration varie suivant l'abondance de matière hématique interposée. Il y a beaucoup d'hémorrhagie dans les capillaires ; il existe une série de tractus fibroïdes qui n'ont pas subi le ramollissement général : ils forment la charpente de la tumeur. Tous les éléments histologiques sont à la période d'évolution ; ce sont pour la plupart des cellules libres , plus ou moins fusiformes, recouvertes de granulations graisseuses. Un certain nombre d'entre elles ont acquis des dimensions considérables par rapport à la masse ; elles sont passées à l'état vésiculiforme. Il y a beaucoup de vésicules adipeuses transformées.

Le développement des capillaires est très-considérable dans cette tumeur ; toutes les cellules, pourvues en général d'un seul noyau , sont lâchement adhérentes entre elles, c'est ce qui explique le défaut de consistance de la tumeur.

Tumeur cancéreuse de la fesse.

Il entra , le 31 mai dernier, à la Maison municipale de santé , dans le service de M. Demarquay, un homme âgé de 66 ans, professeur de piano, qui présentait, dans la région fessière, une tumeur dont il s'était aperçu, pour la première fois, deux mois auparavant. C'est en voulant s'asseoir qu'il reconnut, à la fesse gauche, l'existence de cette tumeur, qui depuis s'est accrue rapidement, mais peu à peu ; jamais elle n'a augmenté brusquement de volume. La santé est toujours restée satisfaisante ; jamais le malade n'a ressenti de douleur spontanée dans la tumeur : il y éprouve seulement un sentiment de démangeaison, et, lorsqu'on l'explore ou qu'on l'ébranle, il semble au malade que l'on touche une partie de son corps où il aurait reçu un coup. Cette tumeur, qui est à peu près située sur le milieu d'une ligne étendue entre le grand trochanter et la tubérosité de l'ischion, ne fait pas beaucoup de saillie à la surface ; mais, en l'explorant, on reconnaît qu'elle s'étend vers les parties profondes de la région fessière. Elle a environ le volume d'un œuf de poule ; ses limites ne sont pas bien distinctes ; la production morbide paraît se continuer sans ligne de démarcation avec les parties voisines ; il semble qu'elle soit en quelque sorte infiltrée au milieu des tissus. La peau qui recouvre la tumeur offre par transparence une teinte légèrement brunâtre, mais elle n'a contracté avec elle aucune adhérence.

La tumeur est mobile lorsque le muscle grand fessier est dans le relâchement ; mais, dès que ce muscle se contacte ou dès qu'il est tendu,
la tumeur perd de suite toute mobilité et acquiert au contraire une
certaine fixité. Il n'existe dans le pli de l'aine aucun engorgement
ganglionnaire.

Le 16 mai, M. Demarquay fait une incision suivant le grand diamètre de la tumeur, dissèque aisément la peau de chaque côté, puis
achève l'ablation de la production morbide en enlevant une certaine
épaisseur des fibres du muscle grand fessier.

Comme on l'avait reconnu avant l'opération, la tumeur n'est pas
enkystée ; bien au contraire, la production morbide est comme infiltrée au milieu des faisceaux musculaires du grand fessier ; elle a subi
un commencement de ramollissement à sa circonférence, où son tissu
se sépare en grumeaux, offrant une teinte rosée ; elle ne présente
un peu de fermeté qu'au centre, et, à la coupe, on reconnaît tous les
caractères d'une tumeur encéphaloïde ; son tissu est d'un blanc opa-
lin, parsemé de nombreux vaisseaux.

M. le Dr Luys, qui a eu l'obligeance d'examiner cette tumeur au
microscope, remet la note suivante :

Tumeur formée par un stroma de tissu conjonctif en voie d'hy-
pergénèse ; le tissu nouveau paraît avoir eu son développement primitif aux dépens du tissu cellulaire interstitiel.

Il envahit de toute part les fibrilles musculaires, qui sont circon-
venues, chacune de son côté, et écrasées ; les vésicules adipeuses ont
aussi subi un pareil travail d'envahissement et de transformation.

De nouveaux vaisseaux se sont aussi développés ; ils ont donné
lieu à divers foyers hémorrhagiques. Ces cellules nouvelles se sont
développées par génération endogène surtout (beaucoup de cellules
mères) et probablement aussi par bourgeonnement des anciennes.

OBSERVATION.

(Service de M. Michon.)

Mme C. P..., 46 ans, journalière, née à Saligny (Allier), est entrée le 31 juillet 1860, dans la salle Saint-Augustin, n° 6.

Cette femme, maigre et chétive, a cependant, dit-elle, toujours joui d'une bonne santé jusqu'à l'apparition de la tumeur qu'elle porte au mollet. Son père et sa mère sont morts jeunes, emportés par des maladies de poitrine ; elle a eu six enfants, dont le dernier est âgé de 17 ans ; c'est le seul qui ait survécu ; les autres sont morts tous jeunes de convulsions. L'examen de la poitrine n'y fait rien découvrir d'anormal ; du reste, elle ne tousse pas et se plaint uniquement de sa jambe droite.

Le début de sa maladie remonte, dit-elle, à vingt-six mois ; elle fut prise, à cette époque, comme le raconte aussi son médecin, de contractures dans les deux mollets. Des applications de cataplasmes laudanisés furent faites, et la douleur disparut bientôt du côté gauche ; il n'en a pas été de même pour la jambe droite, dont le mollet est toujours resté douloureux, surtout la nuit. Il devint bientôt plus volumineux et plus dur que celui du côté opposé, sans que sa forme parût être altérée. Le médecin qui lui donnait des soins croyait, disait-il, à l'existence d'une contracture permanente des muscles, car il ne lui était pas possible de distinguer une tumeur, un point plus dur au milieu de ces muscles contracturés. Il existait en même temps une extension forcée du pied qui lui donnait l'attitude du pied équin. Des douleurs lancinantes ont continué à se faire sentir, et le mollet a peu à peu augmenté de volume. Ne pouvant plus marcher que très-difficilement, la malade est revenue, il y a deux mois environ, chez son médecin, qui lui a fait prendre 1 gr. de kin. par jour et a fait faire des frictions mercurielles sur le mollet. La tumeur n'en

5

a pas moins continué à s'accroître. Le médecin , voulant éclairer le diagnostic, a fait, vers le 15. juillet, une ponction exploratrice qui n'a donné issue qu'à du sang. Pensant alors qu'il pourrait bien avoir affaire à une tumeur de mauvaise nature qui nécessiterait une opération, il a engagé cette femme à entrer à l'hôpital. Dès son entrée à l'hôpital, on observe ceci : le mollet droit est très-volumineux ; il a 41 centimètres de circonférence, tandis que celui du côté opposé n'en a que 22. Il est le siége d'une tumeur demi-molle, donnant la sensation d'une fausse fluctuation faisant une saillie assez notable dans le creux poplité. En avant, au niveau de la partie la plus élevée de l'espace interosseux, on trouve aussi une tumeur grosse comme un œuf. La peau n'est nullement adhérente à ces tumeurs, et n'est altérée ni dans sa couleur ni dans sa souplesse. La saillie considérable que forme le mollet ainsi altéré dans sa forme s'étend de la partie moyenne du creux poplité jusqu'à l'origine du tendon d'Achille, et mesure une étendue de 16 centimètres. En raison des douleurs dont cette tumeur est le siége, de son accroissement rapide , de sa consistance particulière, de l'état d'amaigrissement de la peau, M. Michon pense que c'est un cancer encéphaloïde, ou, pour plus de précision, un fongus hématode. Comme on peut, en prenant cette tumeur à pleines mains, lui imprimer un léger déplacement, une espèce de déviation d'un côté à l'autre, il pense que les os ne sont pas le point de départ du cancer, mais bien les muscles de la couche profonde de la partie postérieure de la jambe. Cette femme ne présente pas encore la teinte de la cachexie cancéreuse, bien qu'elle ait perdu beaucoup de ses forces ; malgré l'engorgement assez notable des ganglions inguinaux de ce côté, M. Michon pense qu'il faut au plus vite pratiquer l'amputation ; c'est, pour lui, la seule voie de salut qui reste à cette femme. Quant à l'engorgement ganglionnaire, il pourrait bien n'être que sympathique , pense le chef de service , et ce n'est pas pour lui une contre-indication formelle. Le 7 août, on pratique l'amputation de la cuisse par la méthode circulaire ; on réunit avec des serres-fines, après avoir introduit une mèche cératée au fond de la plaie ; un des bouts de cette mèche sort par l'angle interne de la plaie, ainsi que les trois fils à ligature qui ont été appliqués, le tout destiné à l'écoulement du pus.

Examen de la tumeur. La dissection de la jambe démontre que la peau est parfaitement saine et n'adhère nulle part à la tumeur. Les jumeaux, atrophiés et aplatis, ne sont pas non plus adhérents à la tumeur. L'examen de la tumeur nous fait voir qu'elle est constituée par une masse de tissu mou, cérébriforme, présentant en différents points des épanchements sanguins. Elle est très-manifestement développée dans les muscles de la couche profonde et postérieure de la jambe. Ses adhérences plus intimes avec le poplité font supposer que ce muscle est son vrai point de départ. Du reste, le soléaire, le poplité et la partie supérieure du fléchisseur des orteils et celle du tibial postérieur ont été envahis par le tissu morbide. La tumeur forme une saillie en haut et en dedans, vers le creux poplité ; elle a traversé la partie la plus élevée de l'espace interosseux, et forme à la partie antérieure de la jambe une tumeur grosse à peu près comme un œuf ; elle a détruit, en se développant de ce côté, l'extrémité supérieure des muscles tibial antérieur et extenseur commun des orteils. En suivant les os dans toute leur longueur, on voit qu'ils peuvent très-facilement être isolés de la tumeur, et que, bien évidemment, ils n'ont pas été le point de départ de la tumeur. Le tibia est parfaitement intact ; l'extrémité supérieure du péroné, qui est comprise entre le corps même de la tumeur et son prolongement antérieur, est un peu atrophiée, mais ne fait pas partie intégrante du mal. L'examen microscopique de la tumeur a démontré qu'elle était constituée par des noyaux embryoplastiques et des corps fusiformes. M. Cruveilhier, se contentant de l'examen à l'œil nu, trouve en ce tissu le type du cancer encéphaloïde. La malade meurt le 30, après avoir présenté les symptômes de l'infection putride. A l'*autopsie*, on ne trouva pas trace d'abcès métastatiques, et les recherches les plus attentives ne permettent pas de découvrir une production fibroplastique ; la tumeur était seule de son espèce dans cet organisme.

On trouve un épanchement séreux dans la plèvre gauche, et encore
on trouve un peu de pus dans les ganglions de l'aine.

Notre maître, M. le D‍ʳ Dieulafoy, professeur de clinique chirur-
gicale à l'École de Toulouse, nous rapporte quelques cas de cancer
musculaire, qui ne manqueraient pas d'intérêt si les renseignements
fournis étaient plus complets et laissaient moins de prise à la dis-
cussion.

Nous trouvons cependant la description d'une tumeur encéphaloïde unique, développée dans l'intérieur du deltoïde et extraite
par une opération. Mais quelles ont été les suites de l'opération et
qu'est devenu le malade ?

Néanmoins nous pouvons signaler le fait même de la présence
d'une tumeur cancéreuse dans le deltoïde comme fait unique dans
la science.

Nous trouvons encore une observation d'une tumeur développée
dans l'intérieur et à la partie supérieure des jumeaux. N'est-ce pas
une singulière chose que de voir si souvent ces tumeurs avoir leur
siége dans les muscles fléchisseurs des membres ? Voilà plusieurs
observations de tumeurs dans les jumeaux et autant dans le muscle
biceps brachial.

Ce que nous constatons encore dans une observation de M. Dieulafoy, c'est qu'une tumeur cancéreuse, enlevée par lui à un cocher,
ne récidiva que cinq ans après et occasionna la mort du malade.

Nous verrons plus tard s'il ne serait pas permis de croire que la
première tumeur qui apparut chez cet homme n'était que la première manifestation d'une diathèse encore mal établie ; elle mit en
effet cinq ans à amener la cachexie qui enleva cet homme.

Et ceci serait loin d'être sans importance, car cette marche de la
diathèse une fois bien constatée dans l'affection qui nous occupe, ce
sera dorénavant à la diathèse elle-même que devra s'adresser la
somme des efforts les plus énergiques de la thérapeutique.

TROISIÈME PARTIE.

Il résulte des observations que nous venons de rapporter :

1° Que la science possède des observations de tumeurs dites cancéreuses ayant pris naissance dans des muscles de la vie de relation.

«Nous déclinons notre compétence devant la question de savoir si ces tumeurs ont pris naissance dans la fibre même du muscle ou dans le tissu cellulaire interfibrillaire. Tous les examens microscopiques semblent prouver que c'est dans le tissu cellulaire que la tumeur débute ; mais un fait rapporté par M. Cruveilhier nous laisse dans le doute, à moins de dire qu'il existe une forme de cancer musculaire extrêmement rare, et dont M. Cruveilhier cite un exemple qu'il a observé : c'est une transformation cancéreuse des muscles, tout à fait semblable à la transformation graisseuse. Dans ce cas, la production nouvelle occupait tous les muscles du bras ; la matière cancéreuse encéphaloïde était disposée par faisceaux qui représentaient exactement la forme des faisceaux musculaires ; les fibres musculaires avaient dégénéré une à une, la matière cancéreuse avait été déposée le long de ces fibres. On pouvait suivre tous les degrés de cette transformation absolument de la même manière que dans la transformation graisseuse. Les gaînes aponévrotiques et les tendons qui avaient résisté à l'altération permettaient d'isoler parfaitement les uns des autres les muscles, dont le volume était triplé, mais dont la forme normale était conservée ; le périoste commençait à être envahi, et l'humérus était comme érodé à sa surface. »

2° Ces tumeurs dites cancéreuses peuvent se présenter sous deux états dans ce genre de muscles :

1° Ou bien à l'état primitif, mais généralisé ; alors elles sont l'expression d'une cachexie cancéreuse enracinée, alors on rencontre des tubercules cancéreux par milliers dans un grand nombre de muscles et d'organes. Ici le malade est perdu et perdu sans ressource aucune, la science ne possède pas même un exemple d'amélioration apparente.

2° Ou bien à l'état primitif, mais unique : nous la croirions alors la première expression d'une diathèse. Nous verrons plus loin le pronostic qu'on doit lui attacher.

SYMPTÔMES. — Il s'agit d'abord de constater l'existence d'une tumeur. On sait quelles sont les conditions d'existence de toute tumeur ; cette assurance étant acquise, on va à la recherche de l'endroit où elle siége. La tumeur peut siéger dans la peau ou dans le tissu cellulaire sous-jacent, elle peut encore avoir contracté des adhérences avec l'aponévrose qui engaîne le muscle, elle peut occuper l'interstice des muscles, enfin le muscle lui-même peut la renfermer.

La tumeur siége-t-elle dans la peau, cet organe présente des altérations qui lui sont propres ; on constate que la tumeur et la peau se meuvent simultanément. Si on saisit la tumeur et la peau, qu'on les soulève, on constate qu'il n'y a pas d'adhérence entre la tumeur et la base sur laquelle elle repose. Ce fait n'a pas lieu dans le cas où la tumeur, prenant naissance dans les tissus profonds, vient contracter des adhérences avec la peau.

La tumeur siége-t-elle dans le tissu cellulaire, en la prenant en masse on parvient facilement à soulever en partie sa base et à lui imprimer de légers déplacements qui prouvent qu'elle n'adhère pas plus aux parties qui la supportent qu'aux téguments qui la recouvrent.

Nous devons cependant rappeler un cas difficile qui est entré cette semaine dans le service de M. le professeur Velpeau.

Un homme se présente porteur d'une tumeur sur le trajet et à la partie supérieure du sterno-mastoïdien. Cette tumeur, de la grosseur du poing, n'offre pas d'adhérence avec la peau, mais elle est très-adhérente à l'aponévrose du sterno-mastoïdien. On a reconnu que c'était un ganglion suppuré qui s'était fixé aux parties profondes par inflammation de voisinage, et le diagnostic a été singulièrement favorisé par la remarque du malade, qui assure que cette tumeur était d'abord libre, qu'elle coulait sous le doigt, et qu'elle ne s'est immobilisée que depuis peu de temps ; du reste sa fixité sur sa base n'est pas comparable à celle qu'acquiert la tumeur d'un muscle pendant sa contraction.

Donc, si la tumeur siégeant dans le tissu cellulaire adhérait à l'aponévrose correspondante, les informations pourraient faire découvrir qu'elle était d'abord mobile ; on trouverait en outre les caractères négatifs d'une tumeur siégeant dans un muscle.

La tumeur qui occupe le tissu cellulaire intermusculaire, ou bien un organe situé sous le corps charnu d'un muscle, un ganglion par exemple, est mobile lorsque le muscle qui passe au devant d'elle est au repos, et devient plus fixe pendant sa contraction, mais alors elle jouit encore d'une certaine mobilité sur sa base.

Une tumeur développée dans un muscle même est mobile, il est vrai, surtout dans le sens perpendiculaire aux fibres charnues, lorsque le muscle est dans le relâchement ; mais, dès qu'il se contracte, la tumeur perd toute mobilité, ce que ne présente jamais une tumeur qui n'a pas eu un muscle pour point de départ.

On s'est donc assuré que la tumeur siége dans le muscle ; il n'est pas indifférent de s'assurer maintenant dans quelle partie du muscle elle est située. Ce diagnostic précis ne manque pas d'une certaine importance au point de vue de la médecine opératoire, car si la tumeur occupe la partie superficielle du muscle, il suffit d'enlever seulement une partie de son épaisseur, surtout si la tumeur est développée sur un muscle épais, pour être sûr d'avoir amplement dépassé les limites du mal. Si au contraire la tumeur occupe le centre du corps charnu, on est obligé, pour l'enlever complétement, d'interrompre la continuité du muscle. Enfin, si la tumeur occupe seulement le tissu cellulaire intermusculaire, on comprend qu'il suffit d'écarter les muscles pour arriver à enlever le produit morbide développé au milieu d'eux.

Lorsque la tumeur a pris naissance dans la partie du muscle en rapport avec la peau et le tissu cellulaire sous-cutané, elle ne s'af-faisse pas et n'est pas bridée par les fibres charnues, quand on fait contracter le muscle. C'est ce qu'on remarquait nettement sur le malade qui avait une tumeur superficielle du grand fessier, et dont l'observation est rapportée par M. Parmentier.

Si au contraire la tumeur occupe le centre du muscle ou sa partie profonde, pendant sa contraction musculaire, les fibres charnues passent à la manière d'une sangle au devant de la tumeur, qui offre alors un léger aplatissement dû à la compression qu'elle subit.

DIAGNOSTIC. — On a déjà reconnu, par les symptômes qu'elle pré-sentait, que la tumeur qu'on examine siége bien dans un muscle, car cette tumeur fait corps avec le muscle ; elle paraît formée, pour ainsi dire, aux dépens de la substance musculaire. Nous avons vu que la tumeur est mobile, lorsque le muscle est dans le relâchement ; fixe au contraire, tant que dure la contraction. Il y a eu plus de dif-ficulté, mais peut-être est-on aussi parvenu à savoir quelle partie du muscle occupe la tumeur. La tumeur occupe-t-elle le centre du muscle ou sa partie profonde, la tumeur devient moins saillante non par sa dépression, mais par l'élévation des fibres musculaires, qui tendent à devenir rectilignes, tout en étant forcées à passer sur la tumeur, qui leur offre une saillie résistante ; si le produit morbide occupe la couche superficielle, on ne remarque plus ces symptômes. Il faut maintenant rechercher à quel genre appartient cette tumeur.

On doit tout d'abord se rappeler quelles sont les tumeurs qui peuvent se développer dans les muscles, il faut ensuite savoir quelles sont celles qui peuvent offrir quelque ressemblance avec l'affection qui nous occupe.

Toute tumeur qui ne siége pas dans les muscles sera éliminée d'emblée ; il ne sera donc pas question du lipome qui a son siége ordinaire dans le tissu cellulaire.

En analysant les tumeurs qui peuvent encore se présenter, mais qui alors ont le muscle pour siége, nous verrons qu'il nous restera à différencier cette tumeur cancéreuse soit des tumeurs gommeuses ou syphilitiques, soit des tumeurs hydatides, soit enfin de certains abcès froids qui se développent dans les muscles, particulièrement dans ceux des membres supérieurs. Ces différentes tumeurs peuvent présenter des rapports plus ou moins nombreux avec les tumeurs que nous décrivons.

Le diagnostic différentiel des tumeurs cancéreuses et des tumeurs syphilitiques offre quelquefois des signes assez tranchés pour pouvoir échapper à l'erreur.

En se rendant compte de la marche de chacune de ces affections, on aperçoit déjà de notables dissemblances.

Si on parvenait à établir facilement les antécédents des maladies syphilitiques, les tumeurs gommeuses n'offriraient que peu de difficultés ; malheureusement cet élément séméiologique est loin de pouvoir toujours être connu. Cela tient à plusieurs causes. Ainsi, sans parler de la contagion médiate des chancres uréthraux, qui, ceux-là, échappent forcément à l'attention des sujets, l'infection première peut s'être opérée de façon à être ignorée des malades. Chez la femme on sait combien il est fréquent de voir l'accident primitif passer inaperçu, et l'affection syphilitique ne se traduire que par des accidents constitutionnels ; on sait aussi qu'il est des individus qui, par un simple baiser qu'ils croyaient innocent, ont gagné par contagion une atroce syphilide.

On demandera au malade s'il n'a pas eu de roséole, mal aux yeux avec douleur violente autour de l'orbite ; s'il n'a pas perdu les cheveux en tout ou en partie ; on demandera s'il n'a pas pris de pilules qui l'aient fait saliver, s'il n'a pas eu mal à la gorge, une céphalée

opiniâtre, etc.; on interrogera de l'œil et de la main les os du crâne,
le radius, le sternum ; on examinera enfin avec soin l'intérieur de la
bouche et les organes génitaux, où pourra être découverte une cicatrice de nature suspecte.

Si, de ce côté, rien de décisif n'a été obtenu, on devra se rappeler
que les gommes se fondent du centre à la circonférence ; le cancer,
au contraire, a tendance à se fissurer de la conférence au centre ; les
premières sont indolentes pendant toute leur durée ou du moins ne
provoquent point ce genre de douleurs lancinantes qui sont l'apa-
nage du second. Les gommes peuvent se montrer à tout âge; le
cancer choisit de préférence ses victimes parmi les individus de
l'âge mûr. Dans le cas de tumeurs gommeuses, les ganglions qui
reçoivent les lymphatiques de la partie affectée restent sains; dans le
cas d'une tumeur cancéreuse, ces ganglions s'engorgent et dégéné-
rent à leur tour. Les ulcères qui succèdent aux gommes suppurées
ont la physionomie des ulcères syphilitiques ; les ulcères cancéreux
ont leur cachet propre. Une parcelle de tissu cancéreux, examinée au
microscope, trahit la présence du tissu hétéromorphe caractéristique ;
les gommes n'offrent rien de pareil. Enfin reste encore l'exploration
par le trois-quarts.

Si, malgré l'examen le plus attentif, le plus détaillé, il reste des
doutes dans l'esprit du praticien sur la nature de la tumeur qu'il
a en observation, malgré le préjudice que peut porter une perte
de temps, il doit, avant de passer outre, soumettre son malade,
pendant un temps limité, à un traitement d'iodure de potassium
ioduré ; il suivra en cela l'exemple de Dupuytren, qui n'enlevait jamais un testicule de nature douteuse, sans préalablement avoir fait
subir un traitement antisyphilitique à son malade.

Sur le nombre de symptômes que nous venons d'énumérer, il peut
se faire qu'une partie manque totalement, mais ce serait réellement
une exception qu'ils vinssent à manquer tous.

Si on avait affaire à un abcès froid, les choses offrent déjà une difficulté plus grande. Qu'on en juge plutôt par la conduite de A. Bérard.

Une jeune personne, de la clientèle de Villeneuve, âgée de 20 ans environ, portait une tumeur du volume d'une noix, développée dans le muscle biceps brachial, vers la partie moyenne. Cette tumeur était dure, un peu inégale, et des élancements s'y faisaient sentir. Comme elle avait résisté à l'emploi des résolutifs, A. Bérard et Villeneuve furent d'avis qu'il convenait d'en faire l'ablation. Une incision verticale fut pratiquée sur le bras, et lorsque l'opérateur, après avoir écarté les fibres superficielles du biceps, eut mis la tumeur à découvert, il la saisit avec des pinces-érignes; mais de suite il s'écoula un liquide purulent le long des crochets; il reconnut aussitôt sa méprise. Les parois de l'abcès avaient une grande épaisseur, elles étaient dures et anfractueuses, ce qui expliquait l'erreur qui avait été commise.

Peu de temps après, un second cas d'abcès froid du muscle biceps s'offrit à l'observation de Bérard, qui, trouvant beaucoup d'analogie avec la tumeur précédente, regarda comme très-probable l'existence d'un foyer purulent, malgré la dureté de la tumeur. Une incision pratiquée vint valider ce diagnostic en donnant issue à une collection de pus.

On voit, d'après ces exemples, que s'il est quelquefois facile de diagnostiquer un abcès dont on peut reconnaître la fluctuation manifeste, il n'en sera plus de même lorsqu'un de ces abcès froids, à paroi indurée, viendra jeter le doute dans l'esprit du chirurgien.

Dans un cas de ce genre, une ponction exploratrice pourra seule mettre le praticien sur la voie de l'affection à laquelle il a affaire.

Il faudra cependant qu'il ne perde pas de vue que s'il s'agissait d'un malade ayant dépassé l'âge moyen de la vie, il doit rejeter l'idée d'un abcès froid à parois indurées.

Mais, si c'était une tumeur hydatique que le chirurgien eût à différencier d'une tumeur cancéreuse, il est probable que son embarras serait grand.

Si l'évolution des abcès était accompagnée de quelques douleurs lancinantes qui rappelaient les douleurs cancéreuses, nous devons dire que les tumeurs acéphalocystiques offrent ce point commun avec les gommes: c'est que prenant un développement très-lent, elles acquièrent souvent un volume considérable sans révéler leur présence par aucun symptôme. Pourrait-on, dans un cas exceptionnel, saisir un frémissement hydatique? La tumeur est profonde et on ne peut espérer la perception de ce symptôme, qui réellement serait pathognomonique si on arrivait à le saisir. Mais il faut bien des circonstances pour qu'il ait seulement lieu, car on sait qu'il résulte du froissement par contact de plusieurs hydatides. Un mouvement imprimé à la tumeur n'accusera donc ce bruit qu'autant que le kyste renfermera plusieurs hydatides, et de plus que la cavité ne sera ni par trop distendue, ni incomplétement remplie.

Mais ces signes peuvent aisément faire défaut, et, dans le genre de tumeurs qui nous occupe, aucun organe bien important ne pouvant être lésé, nous croyons que le chirurgien agira sagement en faisant précéder son diagnostic d'une ponction exploratrice.

Telles sont les difficultés que présente le diagnostic d'une tumeur cancéreuse primitive et unique développée dans un muscle.

Mais, si, pendant qu'apparaît cette tumeur, le malade présente une teinte cachectique, un visage jaune-paille, des douleurs symptomatiques d'une lésion interne, ou bien que cette tumeur soit accompagnée de l'apparition simultanée de quelques autres en d'autres points, il n'y a pas d'hésitation possible : c'est à un cancer généralisé qu'on a affaire.

Pronostic. — La présence d'une tumeur cancéreuse dans un muscle implique invariablement un pronostic grave. Dans les quelques exemples que nous avons pu recueillir, l'opération étant pratiquée, la récidive presque immédiate a toujours été la règle.

M. Demarquay opère un homme d'une tumeur cancéreuse du droit antérieur de la cuisse; la tumeur reparaît quatre fois. La récidive eut lieu avant la cicatrisation de la plaie, dans le cas d'une tumeur cancéreuse logée dans le grand pectoral d'une jeune fille de 12 à 13 ans qui fut opérée par M. J. Cloquet.

C'est qu'en effet trop souvent, dit M. le professeur Andral, la même disposition qui une première fois avait créé le produit morbide n'est pas éteinte après sa destruction, et de nouveau elle le recrée soit dans le lieu même d'où il vient de disparaître, soit en d'autres points de l'économie.

Ce n'est pas en effet un des traits les moins remarquables de l'histoire de cette affection que la tendance qu'a le cancer à prendre naissance à la fois dans un grand nombre d'organes. C'est bien souvent à l'époque où commence pour une de ces tumeurs le travail d'élimination que des produits semblables commencent à se déposer ailleurs; d'autres fois c'est seulement après que l'ablation en a été faite par la main du chirurgien que commence cette singulière multiplication du même produit en une foule de points.

Étiologie. — On sait que si l'organisme commet un excès dans quel sens que ce soit, une maladie est imminente. L'excès est grand, mais passager : ce sont les phlegmasies qui se montrent; un excès de froid détermine une pneumonie, une pleurésie. Un excès de chaleur provoque les congestions. Que l'excès au contraire soit moins sensible, mais prolongé ou réitéré, alors apparaissent ce qu'on est convenu d'appeler les diathèses. Un froid continu ou réitéré engendre soit des affections scrofuleuses, soit des affections scorbutiques; le chaud continu donne lieu aux affections du foie.

C'est en effet sous les impressions de modifications continues ou réitérées qu'on verra apparaître ou se développer les germes des maladies diathésiques.

Les affections scorbutiques, tuberculeuses, albuminuriques, trouveront un milieu favorable dans un froid provenant soit de l'humidité extérieure, une habitation humide, des vêtements mouillés, soit surtout d'une cause interne, c'est-à-dire en général tout ce qui amène l'appauvrissement général de l'organisme, la pauvreté physiologique (Bouchardat).

Mais les mêmes causes restent-elles toujours étrangères au développement de la maladie cancéreuse? On ne le pensera pas, si on veut réfléchir attentivement à cette question.

Le cancer, en effet, est anatomiquement constitué par des cellules qui ont une grande analogie chimique et histologique avec l'épithélium et l'épiderme. A quelle époque trouvons-nous le cancer le plus fréquent? C'est sur le déclin de la vie, à cette période où les sécrétions cutanées et la régénération épidermique fonctionnent peu ou mal par le défaut d'activité de la peau. Or, si, par un accident qui aurait une influence continue, ce trouble fonctionnel se montrait prématurément, la même affection, le cancer, ne pourrait-il pas coïncider avec la même perturbation de fonction? Loin de notre pensée de vouloir assigner cette cause à cette maladie; cependant la coïncidence dont nous parlons s'observe d'une manière on peut dire continuelle, et si on veut analyser quelques observations que nous relatons, on verra que les rapports qui viennent d'être indiqués ne sont pas illusoires. Mais, dira-t-on, cette maladie n'atteint pas seulement que des personnes qui se trouvent placées dans la condition de cette femme qui fournit l'observation prise chez M. Gueneau de Mussy; les gens riches qui ont l'aisance, et qui peuvent éviter ces causes, n'en sont pas exempts. Sans doute; mais, en suivant le même ordre d'idées, on s'apercevra bientôt qu'il y a des gens riches qui, par une hygiène mal entendue, peuvent se trouver dans la position physiologique des gens pauvres.

On sait, en effet, que trois conditions qu'on retrouve dans les classes différentes peuvent entraîner le même résultat. Cet appauvrissement de l'organisme peut provenir : 1° de l'abstinence prolongée ou réitérée; 2° du défaut d'utilisation de l'élément réparateur, ou surtout de son mauvais choix; 3° de sa dépense exagérée. Ce n'est donc pas des circonstances extérieures que peuvent naître ces prédispositions aux diathèses; elles peuvent prendre origine dans le genre de vie même de l'individu.

Il n'y a pas de cancéreux que celui qui a eu des cancers dans sa famille, et une considération de nature à frapper un observateur, c'est que, en recherchant les antécédents de la plupart des cancéreux, on retrouvera dans la famille plus de morts par suite d'affection tuberculeuse que par maladie cancéreuse.

Ne dirait-on pas, en analysant tous ces faits, qu'il semble que lorsqu'une économie reçoit une atteinte fâcheuse et prolongée, il se forme d'abord une diathèse ou une prédisposition générale, qui ensuite, suivant des circonstances que nous ignorons, va devenir ou tuberculeuse ou cancéreuse ?

C'est la présence de ces conditions qu'on trouve reproduite chez M. Bonnet (de Lyon), lorsqu'il décrit ce qu'il appelle la *diathèse cancéreuse,* qui, selon ses idées, précède l'affection locale. La peau, dit-il, est pâle, en général elle est sèche, elle est souvent fraîche ou froide; les individus sont très-sensibles au froid, ils ont de la répugnance pour tout ce qui est exercice; le moindre mouvement les fatigue; ils exhalent moins d'acide carbonique que les autres. Peut-on voir là autre chose que les symptômes d'un organisme en voie de dépérissement lent ?

Traitement. — Il suffit de jeter un coup d'œil sur tous les auteurs qui, traitant du cancer, ont eu à parler des moyens de le combattre, pour s'assurer de l'insuffisance des ressources dont notre art peut disposer. S'il y a lieu d'ajouter quelques mots pour le cancer musculaire en particulier, c'est que sa récidive nous a paru plus fréquente et plus prompte.

Il résulte des faits énoncés que, pour trois exemples de cancer unique des muscles, nous trouvons une grande quantité de cancers musculaires généralisés.

Aussi, dans le cas où une tumeur se présente, si elle est dans un muscle, et que sa nature soit jugée cancéreuse, on devra rechercher avec soin sur tout le corps, et par les signes fonctionnels, si la tumeur est bien unique. La tumeur est-elle seule ou jugée ainsi, que doit faire le chirurgien?

Ici se présente l'occasion de se demander s'il ne serait pas utile d'appliquer une médication rationnelle et énergique à cette prédisposition cancéreuse, qui est à la veille de se traduire par une cachexie. Alors vraiment est indiqué le moment de combattre cette tendance fâcheuse de l'économie dont parle M. Andral, lorsqu'il dit que, l'ablation de la tumeur ayant été faite par la main du chirurgien, c'est alors que commence cette singulière multiplication du même produit en une foule de points.

C'est alors en effet que commence la cachexie cancéreuse, ou, si l'économie n'est pas suffisamment préparée, c'est une récidive qui se prépare.

S'il nous était permis d'exprimer une opinion en pareille matière, nous dirions qu'un traitement appliqué à propos et avec énergie pourrait bien ne pas rester sans résultat, n'eût-il d'ailleurs que l'avantage d'atermoyer.

Soit un malade se trouvant placé relativement dans les meilleures chances de salut, c'est-à-dire n'ayant pas d'antécédents cancéreux ; il est porteur d'une tumeur, c'est la première de ce genre qui se soit montrée chez lui, de plus elle est unique ; enfin l'état général du malade n'est pas encore trop mauvais.

Avant de pratiquer une opération, on peut alors tenter de combattre d'avance la récidive, et le but serait d'exciter fortement la peau, et en général la nutrition, avant de songer à l'ablation.

On remplirait cette indication soit par les frictions sèches, souvent répétées (ce genre de frictions, employé souvent par un de nos maîtres, peut rendre des services réels, quand elles sont faites convenablement), soit les aliments hydrocarbonés, l'huile de foie, si on avait affaire à un malade jeune et lymphatique ; on favoriserait l'absorption de ces corps gras par l'exercice musculaire. S'il y a langueur des fonctions digestives, on donnerait les amers et les toniques; s'il y a atonie générale, on pourrait retirer un bon effet de l'administration de l'iode. Les bains sulfureux et les eaux minérales sulfureuses de Luchon, et en particulier des sources d'Ax dans l'Ariége, etc., pourraient rendre quelques services; car l'hydrogène sulfuré, s'éliminant par le poumon, active les fonctions pulmonaires, et par suite la calorification.

Mais, si ce traitement tout rationnel nous permettait une lueur d'espérance, ce n'est que dans le cas le moins grave possible, dans celui dont il vient d'être question.

Quant au traitement à opposer à une tumeur cancéreuse unique ou jugée ainsi, c'est l'ablation immédiate, et dans le cas où la tumeur récidiverait, on devra recourir à une nouvelle opération.

Mais, si on constate la présence de tumeurs multiples, et qu'on ait acquis la conviction qu'elles sont de nature cancéreuse, quoi qu'on fasse, la mort est la règle invariable. C'est avec la décomposition du sang, on pourrait dire de l'organisme, qu'on a dorénavant à compter. Qu'on opère une de ces tumeurs, qu'on en opère deux, qu'on les opérât toutes si c'était possible, ce n'est rien moins que les têtes de l'hydre de Lerne qu'on entreprendrait d'abattre une à une. De la cicatrice et de la plaie même naîtrait une autre tumeur, en tout semblable à la première, et venant la remplacer. Bien plus, dans un cas de ce genre, il n'est pas sans exemple dans la science qu'une solution de continuité pratiquée à la peau, soit par instrument tranchant, soit même par piqûre de sangsue, n'ait été le point de départ d'une tumeur cancéreuse.

EXPLICATION DES FIGURES.

Fig. 1. — Tumeur encéphaloïde ayant pris naissance dans le muscle poplité. Les muscles soléaire et jumeaux sont refoulés, et la tumeur vient apparaître en avant, au sommet de l'espace interosseux. (voir l'observation prise chez M. Michon, p. 29.)

Fig. 2. — Une coupe de la tumeur précédente montre du tissu encéphaloïde type ; on y voit aussi de la mélanose.

Fig. 3. — Tumeur encéphaloïde du muscle psoas. Les fibres musculaires et le tissu cellulaire sont atrophiés et remplacés par le tissu hétéromorphe.

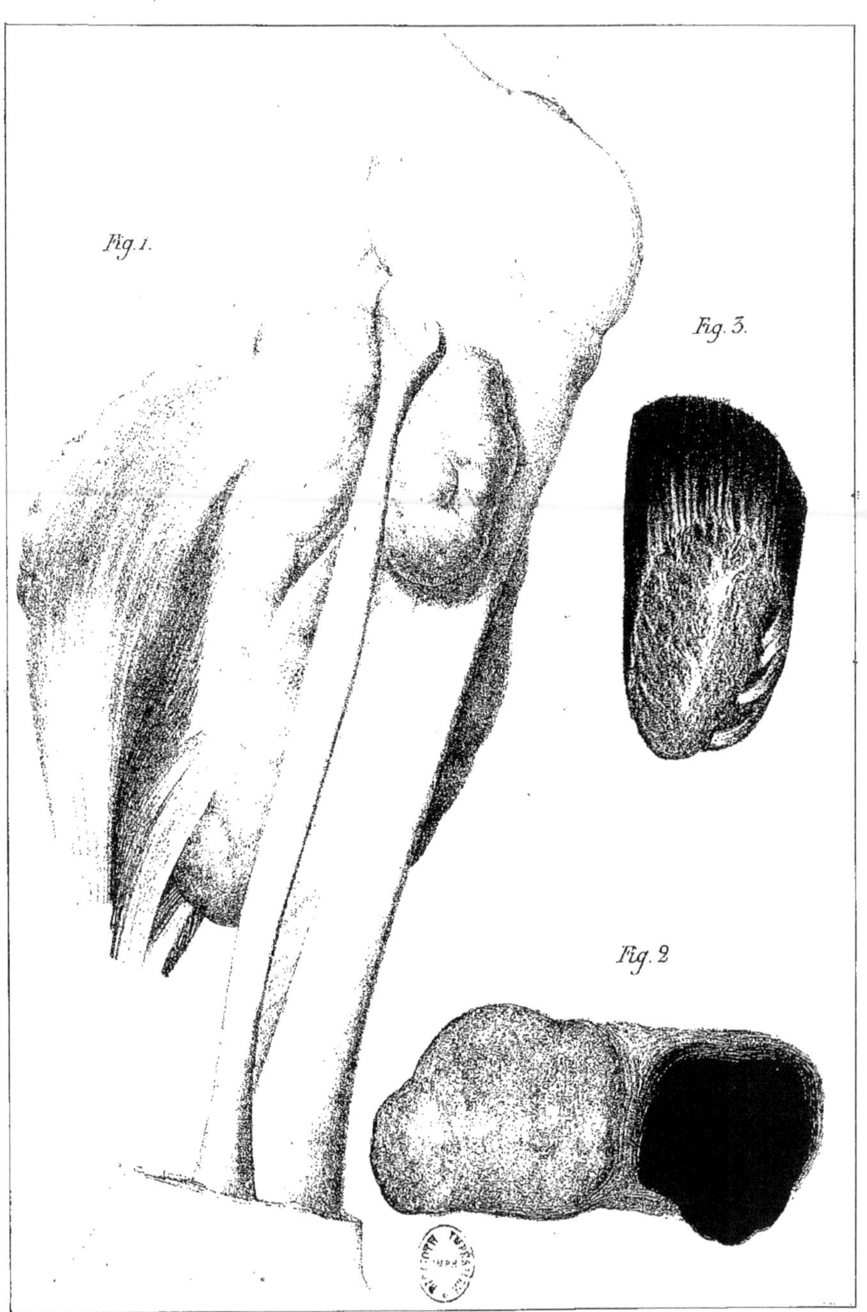

Fig. 1.
Fig. 3.
Fig. 2.

www.ingramcontent.com/pod-product-compliance
Ingram Content Group UK Ltd.
Pitfield, Milton Keynes, MK11 3LW, UK
UKHW021642090726
13657UKWH00004B/1709